AF455672

DES

STIGMATES OCULAIRES & VISUELS

CHEZ LES FEMMES CRIMINELLES

EXAMEN DE 170 DÉTENUES DE LA MAISON CENTRALE
DE MONTPELLIER

PAR

Mlle Véra GOFSCHNEIDER

DOCTEUR EN MÉDECINE

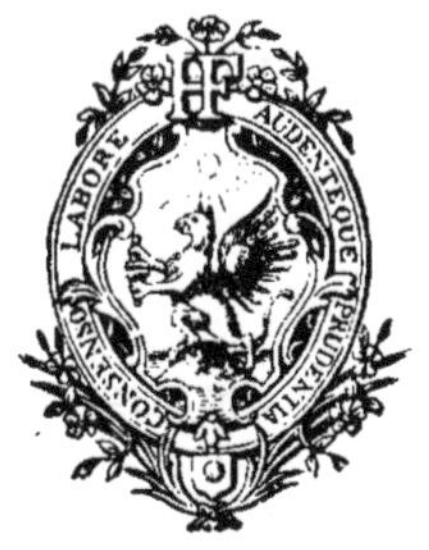

MONTPELLIER
IMPRIMERIE CENTRALE DU MIDI
(HAMELIN FRÈRES)

1903

PERSONNEL DE LA FACULTÉ

MM. MAIRET (✻)............ Doyen
FORGUE.................. Assesseur

PROFESSEURS

Clinique médicale............................ MM. GRASSET (✻).
Clinique chirurgicale........................ TEDENAT.
Clinique obstétricale et gynécologie............ GRYNFELTT).
— — M. Puech (ch. du cours).....
Thérapeutique et matière médicale... .... HAMELIN (✻).
Clinique médicale............................ CARRIEU.
Clinique des maladies mentales et nerveuses...... MAIRET (✻).
Physique médicale............................ IMBERT.
Botanique et histoire naturelle médicale .... GRANEL.
Clinique chirurgicale........................ FORGUE.
Clinique ophtalmologique........... .... TRUC.
Chimie médicale et Pharmacie................ VILLE.
Physiologie.................................. HEDON.
Histologie .... VIALLETON.
Pathologie interne........................... DUCAMP.
Anatomie..................................... GILIS.
Opérations et appareils....................... ESTOR.
Microbiologie................................ RODET.
Médecine légale et toxicologie................. SARDA.
Clinique des maladies des enfants.............. BAUMEL.
Anatomie pathologique...... .... BOSC.
Hygiène...................................... H. BERTIN-SANS.

Doyen honoraire : M. VIALLETON.
Professeurs honoraires: MM. JAUMES, PAULET (O. ✻), E. BERTIN-SANS (✻).

CHARGÉS DE COURS COMPLÉMENTAIRES

Accouchements......................... MM. VALLOIS, agrégé.
Clinique ann. des mal. syphil. et cutanées.. BROUSSE, agrégé.
Clinique annexe des maladies des vieillards. VEDEL, agrégé.
Pathologie externe...................... L. IMBERT, agrégé.
Pathologie générale .... RAYMOND, agrégé.

AGRÉGÉS EN EXERCICE :

MM. BROUSSE	MM. VALLOIS	MM. L. IMBERT
RAUZIER	MOURET	VEDEL
MOITESSIER	GALAVIELLE	JEANBRAU
de ROUVILLE	RAYMOND	POUJOL
PUECH	VIRES	

M. H. GOT, *secrétaire*.

EXAMINATEURS DE LA THÈSE :
MM. TRUC, *président*.
TEDENAT.
VIRES.
VEDEL.

La Faculté de médecine de Montpellier déclare que les opinions émises dans les Dissertations qui lui sont présentées doivent être considérées comme propres à leur auteur ; qu'elle n'entend leur donner ni approbation ni improbation.

A MON PÈRE, A MA MÈRE BIEN-AIMÉS

Puisse cet hommage être une faible récompense d'une vie de labeur et de dévouement.

A MES CHERS FRÈRES ET SŒURS

A MA SŒUR ET AMIE SASCHA

A CEUX QUI ME SONT CHERS

Parents et amis qui m'ont toujours donné des preuves d'affection et d'amitié sincère.

Mlle V. GOFSCHNEIDER.

A MON CHER MAITRE ET PRÉSIDENT DE THÈSE

MONSIEUR LE PROFESSEUR TRUC

Mlle V. GOFSCHNEIDER.

AVANT-PROPOS

Au moment où nous allons quitter la Faculté de médecine, de nombreux souvenirs se pressent dans notre âme. Nous nous revoyons au jour de notre arrivée, lorsque, pour la première fois, nous avons franchi le seuil de l'*alma mater*.

Nous n'oublierons jamais la profonde émotion qui s'empara de nous à la vue de cet édifice où, depuis tant de siècles, la pensée humaine travaille pour la science et le progrès.

Quelle joie d'avoir enfin une petite place dans cette grande famille !

Pour les jeunes gens, en général, devenir étudiant est une évolution presque banale, mais pour la femme il n'en est pas ainsi. Pour elle, sur cette route, les obstacles s'accumulent, car ses droits sont encore bien limités dans la société actuelle. Malgré tout, on s'obstine à contester à son intelligence la possibilité d'entreprendre des études supérieures.

On comprend alors combien sont grandes les difficultés de toutes sortes que rencontrent celles qui osent affronter la science. Mais elles ont été facilitées, pour nous particulièrement, par notre éminent maître M. le professeur Truc.

Nous ne savons comment traduire les sentiments qui se pressent dans notre cœur au souvenir de ces heures d'études que nous avons passées à sa clinique. Ce n'est pas à nous qu'il appartient de qualifier sa science clinique et son talent d'enseignement, qui a fait sur nous une impression profonde, et nous sommes heureuse d'avoir appris à son école ces sentiments de délicatesse et d'humanité dont ne doit jamais se départir le médecin auprès des malades.

Après s'être montré pour nous plein d'une affectueuse bonté, en nous acceptant à sa clinique à titre d'assistante bénévole, il nous donne une nouvelle preuve d'intérêt en nous inspirant ce sujet et en nous faisant l'honneur de présider notre thèse. Il nous est donc permis de lui dire à quel point nous sommes sensible à cette marque de sympathie, à la haute opinion qu'il a de la femme, de sa valeur intellectuelle, de ses droits à l'étude, et nous regretterons toujours vivement de n'avoir pas assez d'éloquence pour lui exprimer toute notre affection.

Nous sommes heureuse de pouvoir exprimer ici notre grande reconnaissance et notre respect à M. le professeur Flahault, qui guida nos premiers pas dans l'Université de Montpellier, et qui, à nous comme à nos compagnes, fit toujours un bon et affectueux accueil ; à M. le professeur Carrieu, qui nous prodigua des soins éclairés et fut à la fois notre médecin et notre maître estimé.

Dans le courant de nos études nous avons reçu de MM. les professeurs Tédenat et Granel de nombreux témoignages de sympathie. Leur bienveillance toute paternelle nous a profondément touchée ; nous leurs gardons dans notre affection une place digne de leur extrême bonté, et nous les assurons de notre vive gratitude pour leurs excellentes leçons et leurs précieux conseils.

Nous avons contracté une grande dette de reconnaissance envers Mme Benoist : éloignée de notre famille, nous avons trouvé auprès d'elle cette sympathie, ces attentions qui rendent moins dure l'absence des parents. Nous voudrions pouvoir lui prouver qu'elle n'a pas obligé une ingrate.

Que M. le médecin-major Bichelonne et M. le docteur Théron acceptent également le témoignage sincère de notre reconnaissance, pour les précieux conseils qu'ils nous ont tout particulièrement donnés au sujet de notre thèse.

Que M. Chavernac, chef de clinique ophtalmologique, et M. le docteur Bousquet acceptent nos plus vifs remerciements pour l'obligeance qu'ils ont eue de bien vouloir nous aider dans la rédaction de notre thèse.

Nous adressons également nos remerciements sincères à M le docteur d'Alberti d'avoir bien voulu nous traduire des observations italiennes.

DES

STIGMATES OCULAIRES & VISUELS

CHEZ LES FEMMES CRIMINELLES

Examen de 170 détenues de la Maison Centrale de Montpellier

CHAPITRE I

HISTORIQUE

L'apparition, en 1876, de « L'homme criminel » de Lombroso, fruit de ses travaux précédents et résumé de ses publications antérieures, suscita dans le monde scientifique des contradictions violentes et des détractions passionnées.

La nouveauté et l'originalité des théories du grand criminaliste italien ne pouvaient laisser indifférents les anthropologistes. Aussi la lutte fut vive des deux côtés. Pour répondre aux attaques qui se succèdent, Lombroso et ses élèves multiplient leurs recherches. Ils démontrent ou essayent de démontrer que les deux cinquièmes de la totalité des criminels sont des criminels de nature, des criminels-nés ; se basant sur le rapport étroit et nécessaire qui existerait, disent-ils, entre un ensemble de signes physiques dégénératifs et l'aptitude criminelle, ils admettent que dans certains cas, assez nombreux pour être pris en considération, le criminel apparaît comme un être à part, différencié dès l'origine, une individualité spéciale à caractères particuliers.

Entraînée dans cette voie, l'école de Lombroso alla plus loin. Elle voulut voir chez les délinquants des caractères anatomiques spéciaux et propres permettant de différencier les diverses modalités du crime. Par les anomalies de la constitution crânienne, ils pensaient distinguer le meurtrier du faussaire, et le voleur de l'assassin. Ainsi se trouvait fondée la théorie du stigmate qui, tel un sceau indélébile, marquerait le front du criminel.

Les adversaires répondirent que c'était là chose impossible, et, qu'à tenir pour vraie cette théorie, il fallait admettre l'entité pathologique du criminel-né, ne voir en lui qu'un malade irrésistiblement poussé par une conformation anatomique particulière à un crime déterminé, et convenir de la complète irresponsabilité de ses actes. A ce compte, le crime eût normalement fait partie de la biologie du criminel-né.

C'est alors que, les plaidoyers succédant aux réquisitoires, il se forma autour de la théorie de Lombroso une atmosphère où se sont déchaînés les vents des diatribes les plus violentes, et des attaques personnelles que ne fera pas oublier le talent réciproque des contradicteurs.

Malgré une restriction apportée à sa théorie par Lombroso dans une deuxième édition de son ouvrage, où il étudie les criminels ordinaires dont le crime est déterminé par la folie, l'alcoolisme, la passion, l'occasion, etc., la lutte continua plus vive et plus passionnée, et l'école italienne semblait vaincue, lorsque le 3e Congrès international d'anthropologie criminelle, tenu à Bruxelles, auquel Lombroso et ses partisans n'assistèrent pas, proclama que la théorie du criminel-né avait vécu.

Avec le temps, toutefois, les esprits s'assagirent et, après réflexion, on ne put méconnaître la grande part de vérité que contenait cette théorie.

Sans aller jusqu'à adorer ce qu'ils venaient de brûler, les auteurs reconnurent la fréquence chez plusieurs criminels d'un certain nombre de signes, indices manifestes d'une dégénérescence de l'individu et semblables aux malformations constatées chez les dégénérés.

Ces stigmates furent trouvés sur tout l'organisme, *in primis*, le crâne et la face. Déjà, bien avant Lombroso, le front fuyant étroit et plissé, les arcades sourcilières saillantes, les cavités oculaires très grandes, comme celles des oiseaux de proie, les mâchoires avancées et très fortes, les oreilles écartées et larges, en anse, et diverses anomalies, telles que l'asymétrie crânienne ou faciale, constituaient le type criminel tel que nous l'avaient légué la plupart des écrivains, des historiens et des artistes. Ne voit-on pas aussi la même tare atavique être à l'origine de la folie ou du crime? Les antécédents héréditaires n'abondent-ils pas chez les criminels et les dégénérés, et l'alcoolisme ne crée-t il pas à volonté tantôt la folie, tantôt le crime?

Le docteur Paul Garnier n'a-t-il pas récemment démontré (*La criminalité juvénile*, conférence faite à l'assemblée du « Patronage familial », 7 mars 1902) que les graphiques de la folie, du crime et de l'alcoolisme suivaient une courbe d'ascension parallèle?

L'épileptique, souvent possesseur dans son ascendance ou chez lui-même de tares physiques ou physiologiques, n'offre-t-il pas d'une façon indiscutable une relation étroite entre la dégénérescence et la criminalité?

C'est ainsi que, malgré la condamnation prononcée contre elle, l'école italienne renaissait de ses cendres et, poursuivant ses recherches, apportait chaque jour une pierre à son édifice.

Les idées de Lombroso s'infiltrèrent peu à peu dans les esprits et certains de leurs adversaires subirent leur influence.

Des écrivains tels que Zola, Daudet, Tolstoï, Dostoïewsky, font jouer à la tare ancestrale un rôle considérable dans l'accomplissement du crime.

Au milieu de ce désaccord, la note juste paraît avoir été donnée par un des plus brillants élèves de Lombroso, Enrico Ferri (5e Congrès international d'anthrop. crimin., 9-14 septembre 1902). Voici, en substance, la définition qu'il nous donne :

« Le crime a sa genèse naturelle aussi bien dans les conditions d'anomalies personnelles (organiques et psychiques) que dans les conditions de milieu (tellurique et social).

» Le criminel n'est pas poussé au crime inévitablement par ses tares dégénératives, ataviques ou pathologiques; il y est prédisposé, mais peut ne jamais le commettre s'il subit l'influence d'un milieu (tellurique, familial, économique, etc...) favorable à son développement naturel, à l'abri de la nécessité de lutter pour la vie par le moyen antisocial du crime. »

Et il ajoute : « C'est précisément dans le même sens qu'on parle de phtisiques-nés, c'est-à-dire d'individus prédisposés par hérédité à la tuberculose et qui cependant, s'ils vivent dans un milieu tellurique et social très favorable, peuvent ne pas devenir tuberculeux. De sorte que toute préoccupation de fatalité immuable est complètement éliminée, soit pour le criminel-né, soit pour le phtisique-né. »

Le criminel-né est donc un être prédisposé au crime, mais

dont la prédisposition psychique demande, pour être réalisée, des conditions particulières de milieu tellurique et social. La mauvaise herbe ne pousse pas dans les terres cultivées.

Ainsi comprise, la théorie du criminel-né paraît vraie et les investigations des criminalistes italiens dans la recherche des stigmates de dégénérescence chez le délinquant nous paraissent légitimes et justifiées.

Le milieu social, l'occasion, les passions, jouent à la vérité un rôle et non des moindres, mais la question de race, de conformation physique, de caractère atavique et psychique, ont aussi une large part dans l'accomplissement de l'acte délictueux.

Le rapport de Tschisch au même Congrès d'Amsterdam, sur « la criminalité comparée des Estes et des Lestoniens », prouve que, dans des conditions sociales identiques ou presque, chez deux races vivant côte-à-côte, de la même existence, la criminalité est très différente par le nombre des crimes et leurs motifs.

Piepers, ancien vice-président de la Haute-Cour des Indes, confirma à son tour, d'après son expérience personnelle, que les conditions de milieu ne suffisent pas à engendrer le crime s'il ne coexiste pas une prédisposition héréditaire ou acquise, permanente ou transitoire.

D'importantes communications furent faites après celles de Tschisch et de Piepers. Les remarques de Rometi sur « les caractères anatomiques des cadavres des criminels étudiés à l'Institut anatomique de Pise », montrent que les anomalies sont plus souvent constatées sur les cadavres des criminels que sur ceux des malades hospitalisés, gens toutefois de même condition sociale.

Tonchini présente un mémoire sur « un nouveau processus anormal du présphénoïde chez les criminels », et Parnizetti, un autre sur « les anomalies du polygone artériel de Willis chez les criminels. »

Enfin Trèves soutient, dans « Ce qu'on trouve chez les criminels-nés et les épileptiques qui n'ont pas de tares anatomiques », que les stigmates anthropométriques, anatomiques ou physionomiques ne sont pas les seuls signes caractéristiques du criminel-né, et que leur absence ne prouve pas la non-prédisposition criminelle. D'après cet auteur, ce manque de stigmates anatomiques serait compensé par des anomalies psychiques trèsgraves, témoignage évident d'anomalies correspondantes du système nerveux, indépendamment des autres tares organiques que la poursuite des études sur l'anthropologie ne manquera pas de mettre en lumière. Il existerait, en effet, chez les criminels des perturbations dans les échanges organiques, et on peut se demander si l'élimination imparfaite de certains déchets n'amènerait pas dans l'organisme l'accumulation de poisons, excitants ou déprimants du système nerveux, pouvant expliquer en partie l'impulsion au crime.

D'après Trèves, ces stigmates fonctionnels seraient réels. N'a-t-on pas constaté, dit-il, que les tuberculeux sont d'un caractère méchant, et ne peut-on pas attribuer cet état d'âme au trouble permanent de leur nutrition ?

Enfin les recherches brillamment conduites de Winckler, Roncoroni et Pellizo, chez les criminels, les idiots, les épileptiques, etc., ont démontré l'existence d'anomalies dans la structure de l'écorce cérébrale. Chez les criminels, les couches supérieures des petites cellules étoilées manqueraient ou seraient très diminuées, et les grandes cellules, à forme médullaire, augmentées, seraient l'indice non d'un état pathologique, mais d'un vice de développement dû à l'excès de fonctionnement. En un mot, il se produirait une suppléance cérébrale des petites cellules par les grandes.

Cet exposé, malheureusement trop succinct, nous a servi, croyons-nous, a prouver que les théories lombrosiennes sont suffisamment étayées par des faits précis pour acquérir droit de cité dans les sciences médicales. Dès lors, il ne paraîtra pas superflu qu'à notre tour nous ayons entrepris quelques recherches sur un point particulier de cet important problème. Jusqu'en 1896, peu de travaux ont été publiés sur les anomalies de l'appareil de la vision chez les criminels, pouvant constituer des stigmates de dégénérescence. L'œil criminel était à peu près inconnu. La thèse de M. Gaudibert, les travaux du professeur Truc, Gaudibert et Rouveyrolis, parus dans les *Annales d'oculistique*, ont comblé cette lacune.

Ces auteurs ont pratiqué l'examen oculaire et visuel de 362 jeunes détenus de la colonie pénitentiaire d'Aniane, en grande majorité fils de criminels ou de prostituées, et récidivistes dans l'énorme proportion de 95 pour 100.

Nous parlerons dans le cours de ce travail des résultats obtenus par M. le professeur Truc et ses élèves, en les comparant à ceux acquis par d'autres auteurs chez les criminels ou les dégénérés d'un autre ordre. Signalons à ce sujet l'excellent ouvrage de Marie et J. Bonnet, sur « La vision chez les idiots et les imbéciles », Paris, 1892, auquel nous ferons beaucoup d'emprunts. Ce qui avait été fait pour les jeunes détenus de la Colonie pénitentiaire d'Aniane, nous l'avons tenté selon les indications et sous la direction de M. le professeur Truc, pour les détenues de la Maison Centrale de femmes de Montpellier.

Notre examen a porté sur les conditions oculaires et visuelles de 170 criminelles, condamnées pour des motifs variés, et dont plusieurs sont des récidivistes.

Par ordre de fréquence, la cause de leur détention était :

Vol..........................	49
Assassinat..........................	18
Meurtre..........................	16
Infanticide..........................	16
Coups et blessures................	12
Incendie..........................	11
Homicide..........................	9
Avortement..........................	9
Empoisonnement.................	7
Fausse-monnaie..................	6
Excitation à la débauche..........	5
Escroquerie. — Faux..............	3
Assassinat et vol................	2
Suppression d'enfant..............	2
Association de malfaiteurs..........	2
Parricide..........................	1
Séquestration.....................	1
Banqueroute frauduleuse...........	1

Nous n'avons pas voulu délibérément combattre la théorie de Lombroso, ni la défendre. Nous poserons, arrivée au terme de notre travail, les conclusions qui nous paraîtront logiques et conformes à la réalité des faits, sachant qu'à la fin d'une thèse les conclusions négatives présentent tout autant d'intérêt que les positives Aussi est-ce sans parti pris de notre part que nos recherches se sont accomplies.

CHAPITRE II

RECHERCHES DES AUTEURS SUR LES STIGMATES OCULAIRES DE LA CRIMINALITÉ

ACUITÉ VISUELLE

De toutes les recherches auxquelles a donné lieu la question de l'œil criminel, celles qui ont trait à l'acuité visuelle semblent devoir être mises au premier rang.

En effet, la plupart des lésions ou anomalies que peut présenter l'organe de la vision retentissent plus ou moins sur l'acuité visuelle; mais, dans tous les cas, c'est l'expression de cette acuité qui indique le mieux la valeur fonctionnelle de l'œil.

Aussi, est-ce dans ce but que beaucoup d'auteurs ont tout d'abord dirigé leurs recherches, dont nous citerons ici les plus importantes et les plus concluantes.

Bono, en 1883, dans les *Arch. de psych.* « sull' acutezza visiva e sub colore dell' iride nei criminali », examine de très près 380 yeux de criminels mineurs et les compare à 222 yeux appartenant à des jeunes gens honnêtes du même âge et vivant à peu près dans les mêmes conditions d'hygiène et de liberté. Il distingue cinq degrés d'acuité visuelle et arrive aux résultats suivants :

Acuité visuelle	Normaux	Criminels
—	—	—
V < 1	6,1 o/o	9,3 o/o
V = 1	22,8 o/o	7 o/o
V = 1 à 1,5	39,4 o/o	34,6 o/o
V = 1,5 à 2	31,5 o/o	35,6 o/o
V = au-dessus de 2	0	13,8 o/o

On voit que l'acuité visuelle supérieure à 1 se retrouve chez 84 p. 100 des jeunes criminels de Bono, tandis qu'on ne l'observe que chez 70,9 p. 100 des jeunes gens honnêtes. Bono, rappelant la remarquable acuité visuelle des demi-sauvages du Caucase et surtout des habitants de la Terre de feu, fait de cette particularité observée chez les criminels un phénomène atavique. Quelque intéressante que soit cette remarque, elle ne nous paraît pas prouver beaucoup en faveur des stigmates oculaires de la criminalité, puisque les ancêtres sauvages doués d'une exceptionnelle acuité sont communs aux gens honnêtes et aux criminels.

Les recherches d'Ottolenghi (1886), semblent établir encore plus nettement la supériorité de l'acuité visuelle des délinquants sur celle des normaux dont le visus ordinaire est de 1,3 environ avec l'optoscope de Snellen.

Cet auteur a trouvé un visus moyen de 1,8 chez 82 voleurs et de 2,2 chez 18 meurtriers Chez 15 gardiens à peu près du même âge, l'acuité ne fut que de 1,5. Ces résultats sont d'autant plus concluants, fait remarquer Ottolenghi, que les prisonniers examinés vivaient dans des conditions hygiéniques défectueuses et se trouvaient pour la plupart enfermés depuis un temps assez long; de ce fait leur acuité avait été encore affaiblie depuis leur incarcération.

Biliakow a trouvé, chez cent meurtriers divisés selon l'âge, un tiers en moins d'acuité visuelle supérieure et cinq fois plus au degré 6,6 de Snellen que chez les normaux.

Gaudibert, en 1896, dans l'examen oculaire et visuel de 362 jeunes détenus, trouve 40 p. 100 d'acuité visuelle de 1,5 environ, les compare aux résultats de Brudnell Carter (écoles primaires) et conclut à la supériorité de l'acuité visuelle chez les jeunes criminels.

CHROMATOPSIE

La perception des couleurs peut donner lieu à des anomalies qui constituent le daltonisme. Nous n'avons pas à entrer dans les détails de la dyschromatopsie. Indiquons seulement qu'on la recherche soit au moyen d'échelles formées de carrés diversement colorés, soit avec des disques rotatifs (Marovel) portant des secteurs de papier de différentes couleurs, soit enfin en faisant désigner des écheveaux de laine de teintes variables (Holmgreen). La dyschromatopsie, qui n'est pas rare dans les grandes névroses, se rencontrerait aussi, d'après plusieurs auteurs, chez les criminels plus souvent que chez les individus normaux. — Bono (*Arch. de Psych.*, vol. IV, p. 88) avec une imposante statistique (2,435 examens chez des individus de conditions sociales différentes), établit le pourcentage suivant :

Conditions	Pourcentage
Étudiants.	3,09 o/o
Employés, médecins, avocats, prof. diverses.	2,85 o/o
Agriculteurs.	3,93 o/o
Ouvriers.	3,89 o/o
Criminels.	6,60 o/o

Les criminels seraient donc dyschromatopes dans une proportion de près du double des autres sujets. Les difficultés de perception porteraient presque exclusivement sur le rouge et le vert, jamais sur le jaune ni le bleu. Le professeur Bono, a bien soin d'indiquer que l'alcoolisme, qui dans certains cas peut être l'agent responsable de la dyschromatopsie, ne saurait être invoqué chez les sujets qu'il a examinés, puisqu'ils avaient tous de 14 à 16 ans et que l'empoisonnement par l'alcool n'aurait pas encore eu le temps de se manifester chez eux.

Holmgreen a, sur 321 criminels, trouvé 5,60 pour 100, et sur 3.200 normaux à peine 2,25 pour 100.

Biliakow a obtenu sur 100 criminels russes, 5 pour 100 de daltoniens complets, 28 pour 100 de daltoniens partiels, et chez les Russes normaux 4,6 pour 100.

Ottolenghi sur 460 prisonniers n'observe que 4 cas de dyschromatopsie, soit 0,86 pour 100. Baer a remarqué aussi la rareté du daltonisme chez les prisonniers, et il attribue à l'alcoolisme un rôle important dans la production de cette anomalie visuelle.

Gaudibert, sur 362 jeunes criminels, trouve seulement 5 sujets présentant des troubles de la sensibilité chromatopsique, soit 1,38 pour 100.

On voit que les résultats sont loin d'être concordants. Nous verrons plus loin si l'on peut essayer d'interpréter ces divergences.

CHAMP VISUEL

Le champ visuel, qui « représente la vision périphérique ou périmaculaire, comme l'acuité visuelle exprime la vision centrale ou maculaire » (Truc), donnera aussi des indications précieuses sur le fonctionnement de l'œil. Aussi son étude chez les criminels a-t-elle sollicité l'attention de divers auteurs, au premier rang desquels nous devons citer Ottolenghi.

Ses études très attentives portent sur 111 observations de criminels et d'épileptiques. Les résultats nous ont paru assez intéressants pour que nous en rapportions ici *in extenso*, non les conclusions du savant italien (Voir : *Anomalie del campo visivo nei criminali e nel paggi lei 1891*, mais tout au moins le résumé qu'en donne Lombroso dans ses « Nouvelles recherches de psychiatrie..... »

De ces études on peut conclure :

« 1° Le C. V. est remarquablement limité soit chez les épileptiques hors des paroxysmes, soit chez les délinquants-nés, mais plus encore chez les derniers.

» 2° Dans cette limitation on voit une distribution spéciale qui est due à une hémiopie partielle inférieure à droite et une hémiopie partielle supérieure à gauche, en correspondance des deux cadrants intérieurs. Il y a une hémiopie partielle, verticale, hétéronyme, qui s'observe dans de rares cas isolés de Mauthner et Schweigger.

» 3° On observe la sinuosité et l'irrégularité des bords du champ visuel.

» Ottolenghi rencontre le même champ visuel aussi bien chez les épileptiques que chez les délinquants-nés. »

Les résultats trouvés sont :

« 1° Soit chez les épileptiques (15 à 12), soit chez les délinquants-nés (21 à 26), le C. V. est très limité.

» 2° Chez 10 épileptiques et chez 22 ou 26 délinquants-nés, on a trouvé une irrégularité constante dans la périphérie du champ, et la ligne de délimitation est irrégulière, avec des encoches plus ou moins prononcées, suivant les divers secteurs, on a donc quelquefois de véritables scotomes périphériques d'une position inconstante, et cela fait que ce caractère qu'on aperçoit constamment dans les champs individuels n'apparaît pas beaucoup dans le type moyen, où les différentes rentrées n'étant pas symétriques se compensent entre elles-mêmes en donnant place à une ligne plus ou moins régulière.

» 3° Chez plusieurs épileptiques (4 sur 15) et souvent chez les délinquants-nés (11 sur 16) le champ visuel est plus limité à droite dans l'hémisphère inférieur et à gauche dans l'hémisphère supérieur en correspondance des cadrans intérieurs respectifs ; il résulte ainsi une hémiopie partielle inférieure à droite et supérieure à gauche, c'est ce qu'on appelle l'hémiopie verticale hétéronyme partielle. Chez 5 épileptiques et chez 6 criminels il y avait une partielle hémiopie verticale homonyme qui peut être chez quelques-uns exagérée, aussi bien que chez d'autres à peine indiquée.

» 4° Chez 1 sur 15 épileptiques et chez 3 sur 26 des délinquants-nés étudiés, Ottolenghi a noté une limitation extrême dépendant d'une névrorétinite.

» 5° Le champ visuel des couleurs se présente limité dans tous, mais, en proportion de l'ordinaire extension, moins limité que celui du blanc.

» 6° La forme du champ visuel des couleurs suit celle du blanc, soit pour irrégularité des limites périphériques, soit par l'hémiopie verticale partielle.

» 7° Le champ visuel du bleu et celui du rouge se croisent en différents points périphériques.

» 8° La portion centrale du champ visuel est normale chez les épileptiques et chez les délinquants-nés, soit pour le blanc soit pour les couleurs.

» 9° L'examen ophtalmoscopique dans de nombreux cas (9 épileptiques, 20 délinquants) était négatif.

» 10° L'acuité visuelle est indépendante de la vision périphérique ; elle est plutôt normale chez les épileptiques et les délinquants-nés, même plus grande que chez les normaux dans 8 épileptiques et 18 délinquants-nés. »

Des expériences analogues ont été faites sur le champ visuel des individus normaux des délinquants d'occasion, des hystériques (4), des névrasthéniques, des pellagreux, et tous ont présenté les caractères déjà connus ; seulement Ottolenghi a trouvé les mêmes caractères que chez les épileptiques et les délinquants-nés. 2 sur 4 criminels d'occasion présentaient le champ visuel un peu borné et sans différences périphériques.

Chez quatre femmes criminelles d'occasion, une seule a présenté le champ visuel borné.

Au contraire, sur dix femmes criminelles typiques, deux seulement avaient le champ visuel à limitations normales ; chez huit, il était borné ; chez six, il y avait des rentrées périphériques qui formaient une ligne plus ou moins cassée : dans quatre, il y avait des différences périphériques plus ou moins profondes.

Pour ce qui est de la cause, dans quelques rares cas où le rétrécissement était plus marqué, l'ophtalmoscope a révélé des lésions de neuro-rétinite ; mais, pour la plupart des sujets, Ottolenghi met ces manifestations sur le compte « d'imperfection de structure, soit des éléments rétiniques qui doivent recevoir les impressions lumineuses, ou plus probablement des éléments corticaux qui doivent les percevoir. »

Parisotti aurait aussi rencontré de fréquents scotomes périphériques.

Mme Pauline Tarnowsky a étudié le champ visuel chez les criminels russes. Ses recherches ont porté sur 200 personnes.

dont 50 femmes homicides, 50 voleuses, 50 prostituées, 50 paysannes honnêtes et bien portantes prises pour la comparaison. Ses conclusions sont les suivantes :

« Chez les femmes homicides, le champ visuel est moins étendu que chez les autres, où il est à peu près le même. Le diamètre horizontal a une longueur de 85 à 83 centimètres chez ces derniers ; il n'est que de 78 centimètres chez les femmes homicides dont le diamètre horizontal interne et le diamètre vertical du champ visuel sont également amoindris. »

Gaudibert n'a relevé aucune particularité, même dans les 20 cas d'héméralopie qu'il a observés à la colonie d'Aniane. Cependant il semble bien que, d'après la moyenne des recherches faites jusqu'ici, les criminels présentent plus souven que les autres sujets du rétrécissement du champ visuel.

RÉFRACTION

L'étude de la réfraction statique ou dynamique chez les criminels semble avoir été négligée par la plupart des auteurs et nous ne connaissons guère à cet égard que le travail de Gaudibert. Il est vrai que l'on a recherché les anomalies de la réfraction chez les idiots qui peuvent avoir avec les criminels une souche commune et, suivant certains médecins ou psychologues, de véritables liens de parenté.

Marie et Bonnet ont trouvé, sur 74 idiots, 49 sujets présentant des réfractions vicieuses de divers ordres : 35 avec hypermétropie forte, 6 avec myopie, 14 avec astigmatisme. On voit combien cette proportion est forte si l'on considère que Richi, examinant 45.000 employés de chemin de fer, n'a trouvé que 13,57 pour 100 d'anomalies de la réfraction. Parmi les 362 jeunes criminels de Gaudibert, 83 présentent des anomalies de la réfraction (22 pour 100), dont 56 astigmates, 18 hypermétropes, 14 myopes. Il a trouvé que, suivant l'opinion de de Graefe, l'astigmatisme, dont on voit la grande proportion, était souvent en rapport avec l'asymétrie du crâne.

On pourrait comparer ces résultats à ceux qu'ont donné les examens pratiqués dans diverses écoles par des observateurs très différents, chez des sujets dont l'âge était très sensiblement le même. Mais il ne faut pas perdre de vue que ces derniers sujets sont de par leurs occupations scolaires prédisposés aux amétropies et que la grande proportion de myopes que relève Gusse trouve probablement dans ce fait une explication suffisante.

Cet auteur, en effet, trouve dans les différentes classes du lycée examiné, une proportion d'amétropies qui fréquemment atteint ou dépasse 85 ou 90 p. 100. — De même Lawson, sur 2.014 enfants des écoles de Londres, ne relève que 34,6 p. 100 de vues normales. — On le voit, les documents sont fort incomplets et l'on ne peut pas encore établir un tableau comparatif des anomalies de la réfraction chez les criminels et chez les individus normaux.

LÉSIONS EXTERNES DE L'ŒIL

Il semble qu'on doive dans ce chapitre faire une importante distinction et considérer d'une part les lésions congénitales et d'autre part les maladies acquises. Les premières, en effet, sont regardées dans bien des cas comme des stigmates physiques d'une déchéance d'origine syphilitique, alcoolique et névropathique. Telles sont les asymétries de l'orbite sur lesquelles insiste Lombroso, notamment à propos du crâne de Charlotte Corday. Tels sont encore les kystes congétinaux de la queue du sourcil, l'absence ou le coloboma des paupières, l'adhérence des paupières entre elles ou au globe oculaire, l'épicanthus. Toutes ces anomalies bien observées chez les épileptiques ou les idiots ne semblent pas avoir été plus particulièrement signalées chez les criminels.

Quant aux lésions externes, on ne les a guère plus étudiées. Gaudibert signale la fréquence des conjonctivites dues probablement aux conditions hygiéniques défectueuses et représentées surtout par les formes catarrho-folliculaire ou strumeuse.

Il insiste à ce propos sur le xérosis épithélial qu'il a rencontré à la colonie d'Aniane avec une particulière fréquence. Mais, de même que l'héméralopie qui l'accompagne souvent, cette lésion semble être en rapport avec l'hygiène et le genre de vie des jeunes prisonniers. C'est dire qu'elle aura une importance tout à fait secondaire dans la recherche des stigmates de la criminalité.

LÉSIONS DU GLOBE OCULAIRE

Nous pouvons répéter à propos des lésions internes du globe oculaire ce que nous venons de dire des lésions externes de l'œil.

Beaucoup sont d'origine congénitale et ont pu de ce fait être considérées comme des stigmates de dégénérescence, quelles que soient d'ailleurs les causes premières de cette dégénérescence. Il en est ainsi des irrégularités dans les dimensions ou les courbures de la cornée, des multiples anomalies que peuvent présenter l'iris et la pupille (colobome irien, aniridie, albinisme, hétérochromie, corectopie, polycorie). — La cataracte congénitale, le colobome de la rétine, la rétinite pigmentaire entrent encore dans ce groupe. Pour ce qui est des maladies du globe oculaire, telles que les cataractes acquises, le glaucome, l'iritis, la plupart des inflammations de la choroïde ou de la rétine, elles nous paraissent avoir bien peu d'importance dans l'étude des stigmates de la criminalité.

STRABISME

Arno, Colombali et Penta en 1890 signalent la fréquence relative du strabisme chez les criminels.

Penta en trouve 5 p. 100.

Ottolenghi donne le chiffre de 1,04 p. 100.

Laurent à son tour signale de nombreux cas de strabisme chez les délinquants et considère le strabisme congénital comme un signe de dégénérescence.

Enfin, dans un ordre d'idées un peu différent, Fournier signale son importance comme lésion dystrophique de l'hérédo-syphilis et Marie et Bonnet le considèrent comme un symptôme apparaissant fréquemment chez l'idiot et l'imbécile.

TABLEAU DES RECHERCHES PERSONNELLES SUR LES 170

	Sans condamnation antérieure	Une condamnation antérieure	Plusieurs condamnations antérieures	TOTAL	AGE		ACUITÉ VISUELLE						
								V < 0.5			V > 0.5		
					— 40 ans	+ 40 ans	V = 1	OD	OG	ODG	OD	OG	ODG
Assassinat........	16	1	1	18	10	8	3	3	2	6	»	»	4
Assassinat et vol..	2	»	»	2	2	»	»	»	»	»	»	»	2
Parricide.........	1	»	»	1	»	1	»	»	»	»	»	»	1
Empoisonnement..	5	1	1	7	4	3	1	1	»	1	»	»	4
Meurtre..........	13	2	1	16	11	5	5	1	2	4	»	»	3
Homicide...... ..	9	»	»	9	5	4	4	1	1	1	»	1	1
Infanticide.......	14	2	»	16	12	4	6	1	»	4	»	1	3
Avortement.....	4	2	3	9	1	8	1	»	1	3	1	»	3
Suppression d'enfant. ..	2	»	»	2	2	»	1	»	»	»	»	»	1
Séquestration.. ..	1	»	»	1	»	1	»	»	»	»	»	»	1
Excitation à la débauche. (Attentat à la pudeur. — Complicité de viol.)	4	»	1	5	2	3	1	1	»	»	»	»	3
Coups et blessures.	10	»	2	12	8	4	5	»	1	4	»	»	2
Incendie........	8	»	3	11	3	8	3	1	»	3	»	»	4
Fausse-monnaie...	4	»	2	6	4	2	1	1	»	2	»	»	2
Association de malfaiteurs.	»	2	»	2	2	»	1	»	»	»	»	»	1
Faux......	3	»	»	3	1	2	1	»	»	»	»	»	2
Vol.............	19	11	19	49	29	20	21	1	»	12	»	»	14
Banqueroute frauduleuse.	1	»	»	1	»	1	»	»	»	1	»	»	»
Escroquerie......	»	1	2	3	2	1	1	»	»	»	»	»	2
					96	77		11	7	41	1	2	53
TOTAUX.....	116	22	35	173	173		55 (1)	59			56		

(1) En tout 173 détenues. Cependant V = 1 = 55 ; V < 0.5 = 59 ; V > 0.5 = 56 : = 170.

DÉTENUES DE LA MAISON CENTRALE DE MONTPELLIER

MALADIES DE LA RÉFRACTION					LÉSIONS EXTERNES							LÉSIONS DU GLOBE OCULAIRE			Distance interpupillaire
H.	M	P.	AST. OD	AST. OG	Conjonctivite	Conjonctivite catharrale	Blepharo-conjonctive	Ectropion	Kyste sébacé	Chalazion	Leucome	Cataracte	Glaucome	Atrophie du globe oculaire	
6	3	»	»	»	»	2	»	»	»	»	»	»	»	»	Voir le texte.
2	»	2	2	2	»	1	»	»	»	»	»	»	»	»	
1	»	»	»	1	»	1	»	»	»	»	»	»	»	»	
1	»	»	1	2	»	1	»	»	»	»	1	1	»	»	
1	1	»	3	3	»	4	»	»	1	»	»	1	»	»	
»	1	»	2	»	»	1	»	»	»	1	1	»	»	»	
»	2	»	2	2	»	2	»	»	»	2	»	1	»	»	
1	1	»	3	3	»	3	»	1	»	»	»	»	»	»	
»	»	»	1	2	»	2	»	»	»	»	»	»	»	»	
1	»	»	1	»	»	»	»	»	»	»	»	»	»	»	
1	2	»	1	1	»	1	1	»	»	»	3	»	»	»	
»	2	»	1	1	»	4	»	»	»	»	»	»	»	»	
2	1	»	»	»	»	3	»	»	»	»	1	»	»	»	
1	1	»	2	1	»	»	»	»	»	»	»	»	»	»	
»	»	»	»	»	»	1	»	»	»	»	»	»	»	»	
»	1	»	1	1	»	»	»	»	»	»	»	»	»	»	
10	2	1	9	8	3	12	1	»	»	»	1	1	1	2	
»	»	»	»	»	»	»	»	»	»	»	»	»	»	»	
1	»	»	»	1	»	1	»	»	»	»	1	»	»	»	
			29	28	3	39	2	1	1	3	8	4	1	2	
29	17	3	57		57							7			

Il y a eu 3 détenues non examinées, retenues à l'infirmerie.

CHAPITRE III

RECHERCHES PERSONNELLES

CONDITIONS D'EXAMEN

Notre examen a porté sur l'acuité visuelle, la réfraction, le champ visuel, la chromatopsie, le fond de l'œil. La détermination de l'acuité visuelle des femmes détenues à la Maison Centrale a été faite dans la salle du prétoire de cette prison, qui s'est trouvée durant la série de nos examens dans des conditions identiques d'éclairage. Les acuités, trop nombreuses, n'ont pu être prises le même jour; mais elles le furent toujours par un temps clair.

Nous avons employé à cet effet l'échelle de Monoyer, située à hauteur des yeux. Le sujet étant placé à la distance de 5 mètres, le dos au jour, l'œil non examiné recouvert sans pression par la paume de la main.

Le champ visuel du blanc, du rouge et du vert a été obtenu avec le périmètre de Landolt. La chromatopsie, avec le scomètre du professeur Truc et la boîte de Holmgreen. L'ophtalmoscopie et la kératoscopie étaient pratiquées dans une chambre obscure.

Les lésions externes ont été notées à titre de renseignements accessoires.

ACUITÉ VISUELLE

Nous avons, sur 170 détenues examinées, trouvé les résultats suivants :

$$\begin{aligned} V &= 1 &&= 55 \\ V &< 0,5 &&= 59 \\ V &> 0,5 &&= 56 \\ & && \overline{170} \end{aligned}$$

C'est donc une proportion de 31,79 0/0 que nous trouvons comme chiffre représentant le pourcentage des acuités visuelles normales parmi nos détenues. Nous n'en avons pas trouvé de supérieure à la normale, contrairement aux constatations d'Ottolenghi et de Gaudibert. Nous aurons donc 67,21 pour 100 d'acuités visuelles inférieures à la normale ; le chiffre de celles au-dessus de 0,5 dépassant de très peu celui des acuités au-dessous de 0,5.

Nous ne trouvons rien de spécial à noter, au point de vue de la nature du délit, pour la répartition de ces acuités. La proportion de normales et d'anormales est à peu près sensiblement la même, chez les diverses déliquantes.

La diminution de l'acuité visuelle porte, pour la grande majorité des examinées, sur les deux yeux ; sur nos 170 détenues nous en avons 94, soit 55 pour 100, dont la diminution porte sur les deux yeux, chez 7 pour 100 la diminution porte sur l'œil droit seul, chez 6 pour 100 la diminution porte sur l'œil gauche seul.

Les causes de cette diminution dans l'acuité visuelle se trouvent en majorité dans les vices de réfraction puisque nous signalons :

Yeux hypermétropes			29
— myopes			17
— astigmes	O D	29	= 57
	O G	28	

Quelques-unes sont imputables à des lésions cornéennes : leucomes 8 ; à des lésions du cristallin : cataracte 4 ; à du glaucome 1 ; à de l'atrophie du globe oculaire 2.

CHROMATOPSIE

Sur les 170 femmes examinées, nous avons trouvé relativement peu de dyschromatopes.

Les couleurs étaient généralement bien perçues. Dans quelques cas, les sujets ne pouvaient les désigner convenablement ; mais c'était plutôt par défaut d'éducation que par non-perception véritable, car les laines de la boîte de Holmgreen étaient bien assemblées par catégories.

Les cas de dyschromatopsie véritable se sont élevés au nombre de 8, soit 4,70 pour 100 ainsi répartis :

Dyschromatopsie	pour le vert	4
—	— violet	2
—	— bleu	1
—	vert et le violet	1

Les anomalies de la perception des couleurs coïncidaient avec un champ visuel normal comme étendue, mais à tracé des couleurs nettement interverti.

ANOMALIES DE LA RÉFRACTION

Nous avons recherché les trois variétés d'anomalies de la réfraction, c'est-à-dire la myopie, l'hyperopie et l'astigmatisme. La presbytie, affection normale de l'âge mûr, a été laissée de côté.

Voici les résultats que nous avons obtenus :

Myopes.	17 soit	10 0/0
Hyperopes . . .	29 soit	17,05 0/0
Astigmates. . .	33 soit	19,47 0/0

Ces cas de vices de réfraction sont à peu près également répartis dans toutes les catégories de prisonniers. Nous n'avons pas trouvé plus de myopes ou des astigmates chez les voleuses que chez les meurtrières ou les infanticides.

LÉSIONS EXTERNES ET PROFONDES

Les lésions externes de l'œil que nous avons observées sont toutes des lésions acquises et ne nous intéressent donc pas directement. Nous les donnons seulement à titre documentaire.

Voici ce que nous avons observé :

Conjonctivites simples, Catarrhales, chroniques	45
Blépharo-conjonctivites	4
Ectropions	2
Kystes sébacés.	2
Chalazions	6

Leucomes 14
Leucomes adhérents. 2

Ajoutons à cela :

Cataractes 8
Glaucomes 2
Atrophie du globes 4

L'ophtalmoscope n'a rien révélé de particulier. Notons ici l'absence de cas de strabisme qu'Ottolenghi cite comme fréquents chez les criminels.

CHAMP VISUEL

Le temps nous a manqué pour déterminer le champ visuel des 170 détenues. Nous en avons à ce point de vue examiné seulement 52.

Nous reproduisons les champs visuels de ces 52 détenues, 3 sont en graphiques, les autres en tableaux.

La numération spéciale que nous avons adoptée pour établir ces champs visuels est la suivante : Pour l'œil droit, la graduation va dans le sens des aiguilles d'une montre ; pour l'œil gauche, c'est l'inverse, car nous avons toujours commencé notre examen par la partie externe du champ visuel en passant ensuite par la partie supérieure.

Dans nos tableaux, le premier nombre représente le champ visuel de l'œil droit, le deuxième, en dessous, celui de l'œil gauche.

Chaque chiffre est un chiffre de dizaine ; par exemple : si nous avons le nombre 7,346, il faut lire 70, 30, 40, 60. Comme c'est le champ visuel de l'OG, on voit que la limite externe du diamètre horizontal de cet œil est de 70 degrés, la limite supérieure du diamètre vertical, 30°, etc.

Nos D'OBSERVATIONS	BLANC	ROUGE	VERT
—	—	—	—
1174................	7846	4744	4133
	6645	6644	3114
1209................	8977	9876	9788
	8877	7777	8878
1205................	7655	5745	7666
	7866	6544	6646
1277................	5845	6846	6846
	5746	6746	6746
947................	6744	7434	4645
	6635	5446	5635
852................	6844	6743	6644
	6644	7644	4544
1331................	6855	6744	5654
	7856	6743	6744
1224................	7977	7966	6965
	8966	7956	7955
1280................	6744	5744	5644
	6645	6634	5534
1295................	6754	4644	6554
	5643	5544	5655
1022................	7856	5746	6745
	8957	4745	6845
1166................	7746	6856	6956
	7946	7746	7757
1127................	7866	6966	7866
	8946	7965	8866
1288................	7866	7746	7767
	7866	6856	7877
1107................	8957	7976	7965
	8965	7887	8767
1091................	6746	5544	5434
	7446	4434	3434

N°s D'OBSERVATIONS	BLANC	ROUGE	VERT
1096	4333	3433	3433
	3334	3334	2222
1020	7766	6666	6866
	7766	7956	8856
288	6855	6757	6867
	7856	7756	6767
1156	7766	7966	7766
	7756	7756	7856
1174	6744	4634	2322
	6745	5534	3323
1254	2323	1111	2111
	1111	1111	1323
1326	1212	1111	1111
	1112	1111	1111
1398	9456	7244	6133
	7346	5335	2123
1396	8446	7346	5346
	5456	7345	4434
1309	8557	8546	9556
	8468	9557	8477
1907	6957	6645	6544
	6444	5634	6634
1403	7966	6976	7976
	6149	6847	6747
1393	7966	7766	7666
	6946	5644	7747
1392	6966	6746	4644
	6946	7934	7455
1395	6944	6944	6954
	7646	7746	8146
308	7746	4854	5734
	6746	6634	3734
1296	9566	8545	7445
	6546	8326	6546
1332	7557	6454	6555
	6456	7566	6466

N^{os} D'OBSERVATIONS	BLANC	ROUGE	VERT
1401.................	8566	6554	7434
	5446	7335	3222
1240.................	9458	7346	4433
	9457	7446	4437
1031.................	9669	8668	8578
	9668	9678	7679
1079.................	9556	9556	9557
	9557	9667	7566
1330.................	8578	8544	7444
	8567	7444	7556
898.................	8557	8447	8545
	6467	5445	5446
1059.................	4223	4333	1221
	5446	3122	2132
798.....	9546	9445	9566
	9556	9556	8416
952.................	7576	6566	8677
	7666	7667	7556
1195.................	7855	6746	7865
	7766	7756	8756
1070.................	7957	7866	7766
	7857	7867	8977
1211.................	6546	4736	6634
	5634	5735	5631
1104.................	8966	6875	8976
	8756	7867	7877
1400.................	1121	2213	2211
	1111	3311	1411
1397.................	6656	6415	6651
	6546	5545	4141

Aucun des graphiques que nous avons obtenus n'est conforme au tracé normal donné par les auteurs.

Les uns sont circulairement rétrécis, les autres, très nombreux, à configuration normale, présentent cependant de l'interversion des couleurs (fig. 1).

D'autres enfin, plus rares, un rétrécissement pseudo-hémiopique analogue à celui signalé par Ottolenghi (fig. n° 2).

Nous donnons ci-dessous (fig. n° 3) un dessin de champ visuel, obtenu en prenant la moyenne de tous les autres, pour chaque couleur dans chaque méridien.

Nous voyons que le champ visuel moyen est généralement rétréci et peut s'exprimer par la notation 7,654. Les couleurs sont interverties. De plus, ils nous présentent à l'œil gauche, en haut et en dedans, un rétrécissement très marqué.

DISTANCE INTERPUPILLAIRE

Pour rendre notre examen complet, nous nous sommes occupée de mesurer la distance interpupillaire des 170 femmes détenues; cet examen, pratiqué avec la double règle graduée, nous a donné une série de nombres compris entre 54 et 71^{mm}, les nombres que nous avons trouvés le plus souvent étaient compris entre 58 et 63^{mm}; comme chiffre moyen de toutes ces distances interpupillaires nous avons trouvé 60,78, soit en chiffre rond 61^{mm}.

CHAPITRE IV

COMPARAISON DES RÉSULTATS ET DISCUSSION

ACUITE VISUELLE

Nous sommes loin, on le voit, des résultats consignés par les différents auteurs qui trouvent, en majorité, des acuités visuelles supérieures chez les délinquants. Frigerio et Ottolenghi, Biliakow, Bono, ont signalé, en général, une proportion assez considérable d'acuités visuelles supérieures à la normale ou un chiffre plus grand d'acuité normale chez les criminels que chez les gens normaux. Gaudibert signale 75 0/0 d'acuités normales et, parmi celles-ci, un grand nombre atteignant le chiffre de 1,6 à 1,8. Il est vrai que l'examen de Gaudibert a porté sur des jeunes détenus et qu'il signale lui-même encore que ce sont les plus jeunes qui possèdent une sensibilité rétinienne plus fine et un pouvoir accomodatif plus puissant. Ce sont, au point de vue de la criminalité, les voleurs et les vagabonds, appartenant à la classe rurale, qui lui ont donné le maximum d'acuités visuelles supérieures. Il semblerait, en effet, que la vie en plein air développe le pouvoir visuel de l'œil, comme chez le sauvage, chez le marin, qui sont habitués aux vastes horizons et à regarder des objets éloignés.

Chez les femmes, même dans la catégorie des voleurs, on trouve beaucoup moins de rurales, de vagabondes, que chez les hommes. Peu d'entre elles mènent la vie de grands chemins et peut-être que leur vie, beaucoup plus enfermée que celle des hommes, fait que le pouvoir pénétrant de leur rétine est moins considérable.

Les résultats que nous avons trouvés chez certains auteurs qui ont fait des statistiques sur la vision chez les élèves des écoles sembleraient corroborer nos conclusions sur l'influence de l'existence confinée et de travail de près : c'est ainsi que Steiger, dans son enquête sur l'état de la vision dans les écoles primaires de Zurich, de 1894 à 1899, trouve 75 0/0 d'acuités visuelles normales, mais il s'agit de tout jeunes enfants de 6 à 7 ans, dont le pouvoir visuel n'a pas encore été affaibli par la vie scolaire.

Brudnell Carter, à Londres, après avoir examiné la vision des élèves de 25 écoles primaires, trouve la vue normale chez 39 0/0 seulement des sujets examinés. Ajoutons que, dans son travail, Steiger mentionne que la proportion d'yeux anormaux est toujours plus grande chez les filles.

Il en est de même chez nos détenues, et le genre de vie doit entrer peut-être en ligne de compte pour expliquer cette différence. Les animaux, les bêtes de proie, qui sont obligés, pour assurer leur vie, de voir à de grandes distances, n'ont-ils pas une vue très perçante?

Dans la cavalerie française, on a remarqué que les chevaux français, qui passent une bonne partie de leur existence enfermés, et la tête attachée à peu de distance d'un mur, ont une acuité visuelle notablement inférieure à celle des chevaux arabes, habitués aux vastes plaines et à la vie constante en plein air.

CHROMATOPSIE

Schmitz a essayé de démontrer les rapports du daltonisme et de la névropathie. Il a affirmé que 55 pour 100 des dyschromatopes étaient névropathes.

D'autre part des nombreux auteurs admettent que les individus normaux sont atteints de daltonisme dans la proportion de 4 pour 100 environ.

Enfin les criminels d'après Bono, Holmgreen, Biliakow, le seraient plus souvent que les normaux ; Ottolenghi et Baer pensent le contraire.

Voici les résultats obtenus par ces auteurs, comparés avec les nôtres.

	Criminels		Normaux
	—		—
Bono	6	p. 100	3,09 chez les écoliers.
Holmgreen	5,60	p. 100	3,89 pour 100 chez les ouvriers.
Biliakow	5	—	2,25 pour 100.
Ottolenghi	0,21	—	4,6 pour 100.
Gaudibert	1,38	—	»
Statist. personnelle.	4,70	—	»

Le chiffre que nous obtenons est en quelque sorte intermédiaire à ceux des autres auteurs. Plus élevé que celui d'Ottolenghi et de Gaudibert, il est inférieur aux autres et semble se rapprocher du nombre considéré comme normal (3 à 4 pour 100).

En outre, contrairement à l'opinion de Bono, qui n'a jamais observé de dyschromatopsie sur le jaune et le bleu, nous en avons observé un cas pour cette dernière couleur, et trois cas pour le violet.

ANOMALIES DE LA RÉFRACTION

Le pourcentage des anomalies de la réfaction que nous avons obtenu est assez élevé. L'hypermétropie a été trouvé beaucoup plus souvent que la myopie. Mais le chiffre le plus considérable nous a été fourni par l'astigmatisme. Le fait mérite d'être retenu d'autant que de Graefe a nettement établi la corrélation qui existe entre l'astigmatisme et l'asymétrie crânienne, après avoir vu le rapport manifeste qui existe entre le développement irrégulier du crâne et la déformation du globe oculaire.

Gaudibert, dans sa thèse inaugurale, est arrivé à des conclusions identiques et a constaté la prédominance de l'astigmatisme ainsi réparti comparativement avec les notes.

STATISTIQUE PERSONNELLE

19,47 pour 100	Ast. régulier...	39	soit 10,77 pour 100.
	Ast. irrégulier..	17	soit 4,77 pour 100 = 15,54 pour 100.
17,05 p. 100	Hyperm........	18	soit 4,97 pour 100.
10 pour 100	Myopie........	14	soit 3,86 pour 100.

La supériorité de nos chiffres n'étonnera pas si on tient compte que Gaudibert avait examiné des enfants du sexe masculin, et que les vices de réfraction sont plus nombreux chez les femmes que chez les hommes et chez les adultes que chez les enfants.

LÉSIONS EXTERNES ET INTERNES DU GLOBE

Nous n'avons noté aucune lésion externe et interne qui puisse être considérée comme un stigmate de dégénérescence. L'ophtalmoscope n'a rien révélé de particulier.

CHAMP VISUEL

Nos recherches confirment sur plusieurs points celles d'Ottolenghi.

Comme lui nous avons constaté le rétrécissement du champ visuel, un peu moins que lui cependant, qui donne comme chiffre 7,544, alors que nous trouvons 7.654.

Dans quelques cas, peu nombreux il est vrai, nous avons vu une hémiopie partielle. Mais, au contraire de cet auteur qui l'a trouvée supérieure à gauche et inférieure à droite, nous l'avons constatée supérieure à droite et inférieure à gauche.

Enfin, si nous n'avons jamais constaté la sinuosité des bords du champ visuel, nous avons, en revanche, noté dans presque tous les cas l'interversion des couleurs plus ou moins prononcée.

DISTANCE INTERPUPILLAIRE

Le chiffre de 61^{mm} obtenu comme distance moyenne d'écartement des yeux chez les femmes criminelles, semble supérieur à celui des sujets normaux. Procédant par comparaison, nous avons recherché la distance interpupillaire chez un nombre égal, soit 70, de femmes normales, clientes habituelles de la clinique ophtalmologique.

Le chiffre obtenu comme moyenne dans ce deuxième examen est de 59^{mm} seulement, soit une différence de 2^{mm} en faveur des femmes criminelles.

CONCLUSIONS

1° L'acuité visuelle supérieure à l'unité n'a pas été rencontrée.

La diminution, lorsqu'elle existait, a pu être facilement expliquée par les vices de réfraction ou les lésions externes coexistantes (leucomes, etc.).

2° L'étude de chromatopsie ne nous a rien fourni d'intéressant à signaler.

3° Les anomalies de la réfraction ne sont ni plus nombreuses ni moindres chez les femmes normales. Seule la proportion de stigmates semblerait augmentée (?).

4° Nous n'avons trouvé aucun cas de strabisme.

5° Le champ visuel a été trouvé :

a) Rétréci.

b) A couleurs interverties.

c) Hémiopie relative.

6° La distance interpupillaire serait plus considérable de 0,002^{mm} que celle des femmes normales, prises pour terme de comparaison.

En dehors de quelques particularités, très relatives d'ailleurs, du champ visuel, nous pouvons donc conclure que nous n'avons trouvé, chez les femmes examinées, aucun stigmate de criminalité.

BIBLIOGRAPHIE

ACWORTH MENZIES. — Vision des élèves des écoles (Recueil opht., 1899, p. 248).

ANTONINI (de Bergame) et H. LEMESLE. — Le Yugement des yeux. Anthrop. crimin. au XIVe siècle (Gazette médicale, 1889).

ANTONELLI (Dr). — Les stigmates ophtalmoscopiques rudimentaires de la syphilis héréditaire (Thèse de Paris, 1897).

BELMONDO et MARRO. — Des caractères dégénératifs et des anomalies biologiques chez les femmes et chez les filles criminelles (2e Congrès d'anth. crim., Paris, 1889).

BOCCA. — Anomalie del campo visivo nei psicopatici et nei criminali (Torino, 1897).

BONO — Sull' actutezza visiva e sulle colore dell iride nei criminali (Arch. psych., 1883).

— Il Paltonismo nei delinquenti (Arch. psych., 1883).

BROUARDEL. — De l'enfance des criminels dans les rapports avec la prédisposition naturelle au crime (Actes du 2e Congrès intern. d'anth. crim., 1889, p. 326).

COPPEZ et SCHUERMANS. — Les anomalies visuelles chez les criminels (Bul. de la Société d'anth. de Bruxelles, 1887).

CORRE (A.). — Les criminels, caractères physiques et psychologiques, 1889).

DALLEMAGNE. — Stigmates biologiques et sociologiques de la criminalité (sensations visuelles, p. 45).

DREYER-DUFER. — De la valeur diagnostique des stigmates ophtalmoscopiques de dégénérescence (Ann. d'oculist., 1899, n° 121, p. 46).

RYCKÈRE (de). — La criminalité féminine (Belgique judiciaire, 1891).

DUBOYS (de L.). — Champ visuel (Th. Paris, 1880, n° 391).

Féré (Ch.). — Dégénérescence et criminalité (Paris, 1888).

— De l'asymétrie chromatique de l'iris considérée comme stigmate névropathique, stigmate iridien (Progrès médical, 1886, p. 802).

Ferri (Enrico). — Le cinquième Congrès internat. d'anthrop. criminelle (Revue scientif., mars 1902, n° 11).

Fournier. — Stigmates dystrophiques de l'hérédo-syphilis (Th. de Paris, 1898, p. 391).

Frœlicher. — Considération sur l'œil en anthropologie (Th. de Montpellier, 1892-93).

Frigerio et Ottolenghi. — Organes et fonctions des sens chez les criminels (Actes du 2e Congrès d'anth. crim., Paris, 1889).

Garnier (Paul). - Dégénérescence et criminalité (Bulletin médical, 1903, n° 3).

— La criminalité juvénile (Revue scientif., avril 1902).

Garofalo. — Precursori di Lombroso (Suppl. de Policlin., Roma, 1900, VI, p. 336).

Gaudibert. — Examen oculaire et visuel de 362 jeunes détenus de la colonie pénitent. d'Aniane. (Œil criminel) (Th. Montpellier, 1896).

Gotteland. — Contribution à l'étude de la vision chez les dégénérés (Th. Paris, 1893, in Revue d'ophtal., T. XII, 1893, p. 378).

Gusse. — La vision chez les élèves d'un lycée (Th. de Bordeaux, 1895).

Guibert. — La vision chez les idiots et les imbéciles (Paris, 1890-91, n° 126).

Hauzé et Warnot. — Existe-t-il un type de criminel anatomiquement déterminé ? (Congrès d'anthrop. crim., 1892, p. 126).

Laurent. — Les dégénérés dans les prisons (Arch. d'anth. crim., 1888).

Lombroso (C.). — L'homme criminel (2e édit. fran., Paris, 1895).

Lombroso (C.) et G. Ferrero. — La femme criminelle et la prostituée (Arch. d'anthrop. crimin., 1897, p. 301).

Monley. — Champ visuel (Paris, 1881, n° 169).

Marie (A.) et Y. Bonnet. — La vision chez les idiots et les imbéciles 1892).

Marro et Lombroso. — Fisionoma delle donne criminali (Arch. psych. 1883).

Mayet (Lucien). — Stigmates anatomiques de la dégénérescence (Gazette des hôpit., 1901, n° 2, p. 15).

— Stigmates physiologiques de la dégénérescence (Gazette des hôpit., 1903, n° 25).

MIGNOT. — Troubles pupillaires dans quelques maladies mentales (Paris, 1898-99, n° 590).

MORTILLET. — Œil criminel (Dictionnaire d'anthrop.).

OTTOLENGHI. — Occhio nei delinq. (Arch. psych., 1886).

— Anomalie del campo visivo nei psicopatici et nei criminali (Torino, 1891).

PARINAUD. — Vision : Etude physiologique (Ann. d'ocul., n° 121, p. 156, 1899).

PARISOTTI. — Champ visuel chez les névropathiques (Ann. d'ocul., 1892, t. 108, p. 389).

PUGLIA. — La donna delinquente (Arch. psych, 1886, n° 7, p. 88).

RAKOWSKY. — De la question de l'étiologie du crime et de la dégénérescence précédée d'un aperçu sur les princip. théories de la criminalité (Montpellier, 1897, p. 129

RICCHI. — Anomalie de la vision (statist.) (Recueil opht., 1894 p. 488).

RISLEY. — Examens oculaires annuels systématiques des écoles publiques (Ann. d'ocul., 1902, n° 127, p. 234).

SANENIS. — Nouvelles recherches et considérations sur le champ. visuel des foux moraux (Rivist di frem., t. XX, fasc. III-IV).

SIGHELE (S.). — La folla delinquenti (Turin, 1891).

STEIGER. — Vision dans les écoles primaires de Zuriels (Ann. d'oculist. 1902, n° 127, p, 75).

TARNOWSKY (Mme). — Sur les organes de sens chez les femmes criminelles (Actes du 3e Congrès d'anth. crim., 1892).

TRUC et GAUDIBERT. — Œil chez les criminels (Annales d'ocul., 1897, n° 117, p. 241).

ZAKREWSKY. — Le 9e Congrès de l'Union internationale de droit pénal (Revue scientif., 1902, novembre).

VACHIDE et Cl. VURPAS. — Qu'est-ce qu'un dégénéré? (Arch. d'anth. crim., 1902, p. 478).

Vu et approuvé :
Montpellier, le 10 juillet 1903
Le Doyen,
MAIRET.

Vu et permis d'imprimer :
Montpellier, le 10 juillet 1903.
Le Recteur,
ANT. BENOIST.

SERMENT

En présence des Maîtres de cette Ecole, de mes chers condisciples et devant l'effigie d'Hippocrate, je promets et je jure, au nom de l'Être suprême, d'être fidèle aux lois de l'honneur et de la probité dans l'exercice de la médecine. Je donnerai mes soins gratuits à l'indigent, et n'exigerai jamais un salaire au-dessus de mon travail. Admise dans l'intérieur des maisons, mes yeux ne verront pas ce qui s'y passe, ma langue taira les secrets qui me seront confiés, et mon état ne servira pas à corrompre les mœurs ni à favoriser le crime. Respectueuse et reconnaissante envers mes Maîtres, je rendrai à leurs enfants l'instruction que j'ai reçue de leurs pères.

Que les hommes m'accordent leur estime, si je suis fidèle à mes promesses! Que je sois couverte d'opprobre et méprisée de mes confrères, si j'y manque!

www.ingramcontent.com/pod-product-compliance
Ingram Content Group UK Ltd.
Pitfield, Milton Keynes, MK11 3LW, UK
UKHW021517260726
13993UKWH00004B/1719